Dʳ CHARLES MAURIAC

Traitement

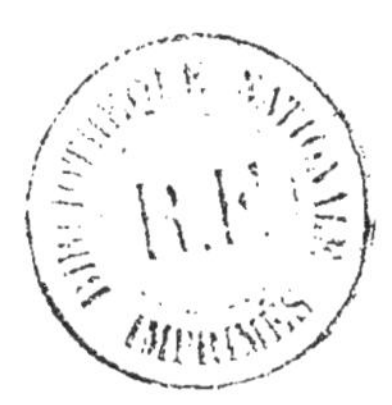

de la Syphilis

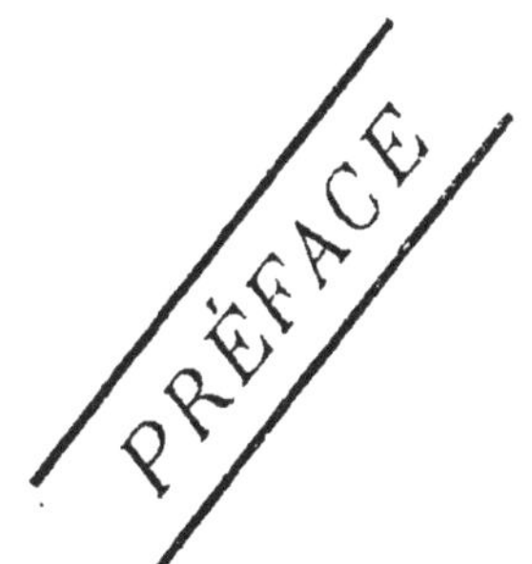

PARIS

G. MASSON, ÉDITEUR

1896

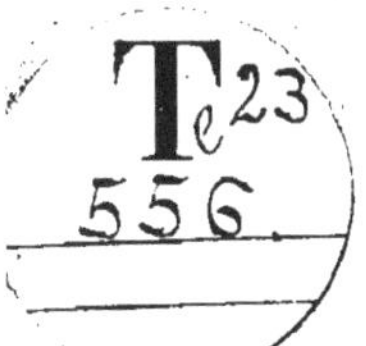

Dr CHARLES MAURIAC

Traitement

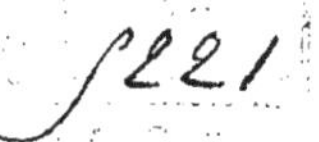

de la Syphilis

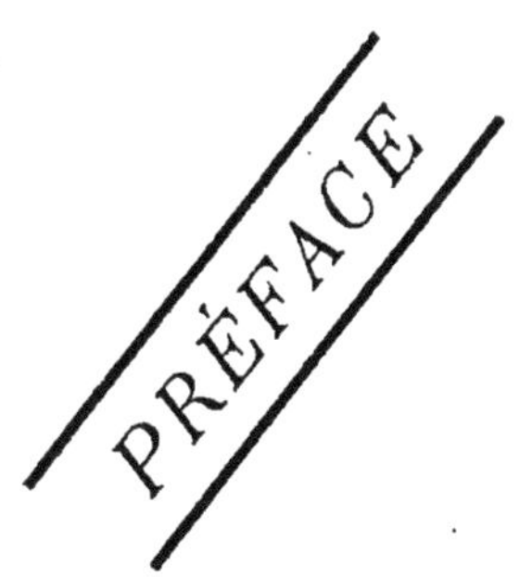

PARIS

G. MASSON, ÉDITEUR

1896

———

Le **Traitement de la Syphilis**

forme un volume grand in-8° de 830 pages

PRIX : **15** FRANCS

———

TRAITEMENT DE LA SYPHILIS [1]

PRÉFACE

Après mes deux ouvrages sur la syphilis, parus, l'un en 1883 (*Syphilis primitive et syphilis secondaire*), l'autre en 1889 (*Syphilis tertiaire et syphilis héréditaire*), j'en publie aujourd'hui un troisième sur son *Traitement*.

En médecine et en chirurgie, la question du traitement occupe la première place. Toutes les autres, même celles qui lui paraissent le plus étrangères, sont, de près ou de loin, sous sa dépendance et convergent forcément vers elle, afin de l'éclairer, de la résoudre, de l'enrichir et de la perfectionner sans cesse.

Etudiez-la à travers les siècles pour n'importe quelle maladie, et vous verrez revivre avec une vigoureuse netteté de lignes et une puissante intensité de couleur la physionomie propre à chaque milieu pathologique. S'il arrive que, dans cet étrange et saisissant relief de toutes choses, vous soyez tout d'abord choqué et déconcerté par

---

[1] Cet ouvrage est dédié à la mémoire de J. ROLLET, *professeur à la Faculté de médecine de Lyon, ex-chirurgien en chef de l'Antiquaille, associé national de l'Académie de médecine, correspondant de l'Institut de France (Académie des sciences), président d'honneur de la Société de dermatologie et de syphiliographie,* né le 24 novembre 1824, mort le 2 août 1894.

les erreurs, les préjugés, les conceptions et les pratiques niaises, grotesques, superstitieuses, rassurez-vous. Au milieu de ce chaos, voici, en effet, quelques intuitions géniales, puis des idées vraiment scientifiques, vivantes et fécondes, des découvertes définitives, et enfin un trésor de vérités, maigre en commençant, mais qui s'accroît peu à peu de génération en génération, malgré les fâcheuses aventures et les mauvaises rencontres, et va se fortifiant de plus en plus contre toutes les surprises par l'observation clinique et l'expérimentation.

Dans cette évolution qui renaît et se déroule sous nos yeux, quand nous nous donnons la peine d'approfondir la question du traitement, ce n'est pas la pathologie seule qui est évoquée. Sans doute, elle surgit la première et en pleine lumière au milieu du tableau qu'elle domine. Mais voyez autour d'elle quel nombreux cortège de toutes les sciences : l'histoire naturelle, la botanique, la chimie, la physique, l'hydrologie, n'accourent-elles pas à son appel et à son secours ? Sans compter l'alchimie, l'astrologie, la magie, la cabale... Car l'homme pour soulager ses maux ne se contente pas des remèdes qu'il trouve dans le vaste sein de la nature. Il quitte parfois le réel pour l'imaginaire, les sciences positives pour les occultes, et s'égare dans les mondes sans limites du rêve et de la chimère.

Pour la syphilis, on ne perdit pas terre trop souvent, si ce n'est quelquefois cependant à propos de son origine. Mais l'imagination se donna libre carrière dans la recherche effrénée des moyens et des méthodes de son traitement.

J'ai essayé de décrire, en ce qu'elles ont présenté de plus curieux, les étranges fluctuations du mouvement thérapeutique le plus extraordinaire peut être qui se soit produit jusqu'à l'époque actuelle.

A la fin du xvᵉ siècle, la terrible épidémie syphilitique qui s'abattit presque subitement sur l'Europe suscita une prodigieuse fièvre de recherches. Il y eut de grands médecins parmi ceux qui se trouvèrent aux prises avec ce nouveau mal qui apparaissait ou du moins se révélait pour la première fois. Ils mesurèrent la profondeur de son infection sous les modes si variés et si multiples de sa contagiosité, même en dehors du conflit sexuel et de la fécondation. Ils démêlèrent avec une étonnante perspicacité ce qu'il y avait en lui de spécifique, et parvinrent même à créer d'une façon à peu près complète toute sa pathologie.

Furent-ils aussi heureusement inspirés dans leurs tentatives pour le combattre et pour le guérir? Non. Et pourtant, malgré les incertitudes, les erreurs et les divagations qui compromirent le traitement de la syphilis, on parvint à établir solidement, dès le milieu du seizième siècle, que le mercure était le seul et le vrai spécifique de cette maladie.

Mais, avant d'en venir là, et même depuis, que de vicissitudes singulières dans les diverses méthodes de son traitement! Ceux qui les découvrirent semblèrent leur avoir infusé toutes les passions humaines, celle de vivre surtout, qui se traduisit par des luttes sans trève ni merci, où la comédie surpassa le drame. Des légions de drogues d'une extravagance inimaginable firent assaut d'héroïsme pour sortir du néant, secouer le suaire poussiéreux des arcanes millénaires et conquérir le succès au grand soleil de la publicité. Emplâtres, onguents, poudres, pilules, gouttes, panacées solaires, lunaires, mercurielles, or de vie, bois de vérole, robs, électuaires, dépuratifs innombrables à tous les degrés de décoction, etc., se livrèrent des combats macabres avec une *furia* souvent désopilante. Dans ces violentes et burlesques mêlées, ce ne sont que péripéties incessantes de victoires et de défaites, de grandeur et de décadence. Fanfares de triomphe, plaintes, gémissements, cris de rage, invectives, anathèmes, voilà ce qu'on entend au milieu du brouhaha continu de batailles où tout se mêle, s'enchevêtre en une inextricable confusion. Et puis ce sont aussi les bruits assourdissants de la réclame charlatanesque qui tint autour de la syphilis naissante ses assises ridicules ou nuisibles dont elle n'a point perdu la tradition.

Un gros volume ne suffirait pas pour résumer les milliers de livres qui ont été écrits sur le traitement de la syphilis. Je me suis borné à donner dans l'*Introduction* les grandes lignes et la physionomie des principales phases de son histoire. Peut-être trouvera-t-on, comme moi, quelque intérêt à ce rapide voyage à travers un passé de quatre siècles.

A mesure qu'on se rapproche de l'époque moderne, le traitement de la syphilis se dégage peu à peu de ce qui l'encombrait inutilement.

La médication mercurielle, après avoir vaincu toutes les méthodes qui prétendaient la supplanter, trouve un émule et un auxiliaire plutôt qu'un rival dans l'iodure de potassium.

Ces deux grands spécifiques, surtout le mercure, n'ont jamais été soumis à une étude plus approfondie et plus scientifique qu'en ces dernières années. La biochimie a essayé de pénétrer plus avant qu'autrefois dans leur action, sans découvrir ce qu'il y a en elle d'intime et de mystérieux. L'observation clinique et l'expérimentation ont apporté à tout ce qui les concerne une recrudescence d'activité, comme si on avait le pressentiment que la vieille thérapeutique est menacée dans son existence même, et qu'il est prudent d'en exprimer par une haute pression les services qu'elle peut encore nous rendre avant sa mort.

Depuis les admirables découvertes de notre immortel Pasteur, le traitement de toutes les maladies subit une crise de rénovation profonde et radicale, tout à la fois préventive et curative, qui a déjà donné pour la rage et pour la diphtérie des résultats extraordinaires. En sera-t-il ainsi pour la syphilis ? N'est-elle pas une des maladies les plus infectieuses, bien qu'on ne connaisse pas encore son microbe ?

De nombreuses tentatives de sérumthérapie syphilitique ont été faites récemment. On trouvera dans ce volume le résultat complet de ce qu'elles ont donné jusqu'à l'heure actuelle. La méthode est si nouvelle qu'on ne peut point encore porter sur elle un jugement définitif. Elle est loin d'avoir dit son dernier mot. Il est à craindre que son avènement ne soit retardé par l'impossibilité où nous avons été jusqu'ici de découvrir le microbe pathogène de la syphilis et d'inoculer cette maladie aux animaux. Mais, alors même qu'elle échouerait pour le moment, il y a bien des raisons d'espérer que plus tard, avec les progrès qui se font tous les jours dans cette voie, on arrivera à découvrir des moyens infaillibles non seulement de guérir la syphilis, mais de la prévenir par la vaccination.

Après l'*Introduction* vient le corps de l'ouvrage que j'ai divisé en trois livres :

Le *premier livre* est consacré à la thérapeutique générale de la syphilis. Ce sujet est tellement vaste, quand on veut l'étudier sous toutes ses faces, que, malgré mes efforts pour le serrer d'aussi près que possible, j'ai été obligé de lui consacrer beaucoup de pages. J'espère que ses grandes divisions et ses subdivisions en chapitres, avec les sommaires et les titres courants, permettront de se retrouver aisément dans cette partie qui est fort complexe et très touffue.

Voici, du reste, en quelques mots, les principaux titres du programme :

Considérations générales sur les effets thérapeutiques du mercure et de l'iodure de potassium; sur leur action curative et préventive; sur l'expectation, l'abstentionnisme, le pronostic. Ce sont là des préliminaires. J'ai eu soin d'en mettre au commencement de toutes les grandes divisions.

Traitement mercuriel : — Considérations générales. — Méthode dermique : frictions mercurielles, fumigations, bains, emplâtres. — Méthode hypodermique ou par injections mercurielles : injections solubles et insolubles. — Méthode par ingestion ou stomacale.

Hydrargyrisation. — Biochimie du mercure dans l'organisme. — Ses effets toxiques ou hydrargyrisme des diverses parties de l'organisme. — Formulaire des principales préparations mercurielles.

Traitement ioduré et iodisme.

Traitement auxiliaire de la syphilis : médications non spécifiques ; hygiène ; balnéation thermo-minérale.

Sérumthérapie.

Stratégie thérapeutique dans le traitement de la syphilis.

Le *second livre* a pour objet le traitement des diverses manifestations syphilitiques. Après avoir étudié le traitement spécifique dans son ensemble et ses agents, en tant qu'il s'adresse à la maladie générale ou diathèse, il m'a semblé très important, pour la pratique courante, d'en poursuivre les indications et les applications précises, détaillées, minutieuses, dans toutes les déterminations de la syphilis.

Ici trois grandes divisions s'imposaient, parce qu'elles correspondent aux trois grandes divisions chronologiques consacrées par l'usage, et qui sont la syphilis primitive, la syphilis secondaire et la syphilis tertiaire.

Le traitement de la *syphilis primitive* offre un intérêt de premier ordre et soulève des questions tout à la fois théoriques et pratiques. Il est, en outre, fort actuel à cause de l'excision abortive du chancre syphilitique qui a été si discutée dans ces derniers temps.

Après les considérations générales et les préliminaires vient le traitement abortif de la syphilis divisé en deux sections : traitement abortif par la destruction du chancre infectant; traitement abortif par la médication spécifique interne dès l'existence certaine du chancre.

Puis je m'occupe du traitement local du chancre syphilitique suivant ses variétés, ses formes, ses complications, sa topographie, etc.; du traitement des autres éléments du syndrome primitif avec tous les détails qu'exige la fréquence de notre intervention dès les premiers jours de la maladie.

La deuxième division du second livre comprend le traitement de la *syphilis secondaire* : syphilides cutanées, syphilides muqueuses et autres manifestations de cette période. Tout aussi importante que la première, elle est cependant moins étendue. Là, en effet, on ne trouve point de question théorique. L'infection est un fait accompli. Il n'y a plus qu'à en suivre les divers accidents afin de les prévenir et de les faire disparaître le plus promptement possible, parce que, outre leurs inconvénients et leurs dangers pour le malade lui-même, ils sont presque tous extrêmement redoutables à cause de leur insidieuse contagiosité.

La troisième division du second livre a pour objet le traitement de la *syphilis tertiaire*. Elle débute par des considérations générales sur le tertiarisme. A mesure qu'on s'avance vers les manifestations les plus profondes et les plus tardives de la syphilis, le traitement se simplifie. La question pathologique, au contraire, se complique et s'obscurcit souvent. Les indications deviennent moins évidentes, moins précises. Elles se confondent avec celles d'états pathologiques à peu près similaires. Aussi est-il très important de les isoler par une analyse clinique qu'on ne peut faire qu'avec une connaissance complète des symptômes, des signes, du processus et de toutes les circonstances propres à constituer leur stigmate spécifique, c'est-à-dire à caractériser leur individualité morbide. Afin de faciliter cette tâche à ceux qui débutent, j'ai eu soin de faire pour les principales déterminations,

un résumé pathologique qui servira de guide et empêchera de s'aventurer dans l'administration inconsidérée
du mercure et de l'iodure.

Voici les principaux sujets de cette troisième division :

Syphiloses cutanées, syphilides malignes précoces,
gommes hypodermiques, syphilose dermo-hypodermique
des organes génito-urinaires.

Syphilis du système locomoteur.

Viennent ensuite les déterminations internes dont l'ensemble constitue la *syphilis viscérale*. En tête se place de
droit la syphilis du système nerveux, parce qu'elle est la
plus commune de beaucoup et la plus importante : syphilis
du cerveau, de la moelle, des nerfs, des organes des sens,
principalement celle des yeux.

En second lieu, et toujours par ordre de fréquence et
de gravité, la syphilis de l'appareil respiratoire : syphilose pharyngo-nasale, laryngienne, trachéo-broncho-pul-
monaire.

Enfin la syphilis du tube digestif : glossopathies, hépa-
talgies ; — celle de l'appareil génito-urinaire : sarcocèles,
néphropathies ; — celle du système circulatoire : cœur,
artères, veines, lympathiques.

La syphilis et le diabète, terminent le deuxième livre.

. Le *troisième livre*, beaucoup moins étendu que les deux
premiers, complète et clôt ce volume. Il se divise en deux
parties qui gagnent à être rapprochées et se touchent par
bien des points : le traitement et la prophylaxie de la
syphilis héréditaire ; la prophylaxie de la syphilis.

Dans la première, après quelques considérations générales sur les processus pathogéniques et étiologiques de
l'hérédo-syphilis, sa chronologie, ses principaux symptômes, etc., j'ai minutieusement étudié toutes les questions qui se rattachent au mariage des syphilitiques ; au
traitement des grossesses syphilitiques et de l'hérédo-
syphilis pendant ces grossesses ; au traitement indirect et

direct des hérédo-syphilitiques après leur naissance ; à leur allaitement.

Dans la deuxième partie, j'ai débuté par des considérations générales sur la prophylaxie de la syphilis. Puis j'en ai étudié les diverses catégories.

La prophylaxie entre nourrissons et nourrices vient naturellement en premier lieu et comme transition entre les deux parties de ce troisième livre. Je lui ai donné de longs développements parce qu'elle est fort compliquée et d'une grande importance.

On peut en dire presque autant de la syphilis vaccinale qui lui fait suite.

J'ai décrit ensuite les moyens prophylactiques les plus propres à se préserver de la contagion syphilitique qui s'effectue par les instruments de chirurgie, les objets de toilette, les ustensiles de ménage, etc., et le nombre infini des circonstances qui, en dehors des rapports sexuels, peuvent, sans qu'on s'en doute, favoriser et produire la contamination.

Afin d'en montrer les dangers d'une façon plus saisissante et de donner en même temps la possibilité de se tenir en garde contre eux, j'ai pensé que rien n'était supérieur comme enseignement à l'exposition des faits de contagion dus au hasard. J'ai choisi les plus étranges, les plus imprévus. Ils rendent la prophylaxie générale animée, vivante, lumineuse. Ils expliquent les surprises et dissipent quelquefois les obscurités de la contamination syphilitique.

Sur la prophylaxie sociale j'ai été beaucoup plus bref, et j'ai presque toujours laissé la parole à d'autres dans le résumé historique et critique que j'en ai fait.

Au sujet des mesures répressives qui sont encore employées, j'ai pris très vivement parti pour la femme qui seule en est aujourd'hui la victime. Je ne me flatte point d'avoir raison. Mais tout ce qu'on pourrait m'objecter ne m'empêchera pas de trouver : 1° Que la responsabilité dans le mal vénérien est égale pour l'homme et pour la femme ; 2° que les mesures coercitives, si tant est qu'on les juge encore indispensables, doivent être appliquées aussi bien à l'homme qu'à la femme, parce que la femme n'est pas plus coupable que l'homme.

J'ai soutenu cette thèse avec la plus grande indépendance d'argumentation et de parole, en me tenant dans la région des principes de droits, de devoirs, de liberté individuelle, d'égalité et de solidarité, dont il me paraît souverainement injuste d'exclure la femme, comme si elle était d'une essence morale inférieure à la nôtre. Peut-être ai-je mis dans ce sujet si fastidieusement ressassé. une pointe de fantaisie, de paradoxe et d'hyperbole. Je ne m'en défends pas. N'était-ce pas permis pour combattre un vieux préjugé ou ce qui me paraît tel? Mes lecteurs ont trop d'esprit et de largeur d'idées pour me le reprocher. Ils ne m'en voudront pas non plus, j'en suis sûr, d'avoir un peu maltraité notre sexe. Et puis ce qui passe pour erreur la veille n'est-il pas souvent vérité le lendemain? On trouvait tout naturel autrefois d'exiler et d'incarcérer les hommes qui contractaient la syphilis. Ne serait-ce pas monstrueux aujourd'hui?

Bientôt, si mitigées que soient de nos jours les mesures coercitives contre la femme, tout le monde s'accordera à les trouver, comme beaucoup de penseurs, de médecins et sociologues le font depuis quelque temps, injustes, odieuses et tyranniques.

En écrivant ce volume, je me suis amusé parfois aux extravagances, aux inepties, aux inventions puériles ou stupides de nos devanciers. Quels progrès sur eux ! Eh bien, malgré nos efforts pour apporter dans le traite-ment de la syphilis tout ce que nous avons acquis de sagesse, de prudence, d'expérience pratique, de science biochimique et pathologique, peut-être ferons-nous rire nos successeurs à notre tour. La science marche vite. Elle nous pousse en avant avec une force à laquelle rien ne résiste, et entraîne la plupart de nos œuvres médicales éphèmères aux gouffres profonds de l'indifférence et de l'oubli.

Mais qu'importe après tout? Si insignifiante, si perdue que soit chacune d'elles dans le gigantesque monument scientifique, elle n'en contribue pas moins à le construire. Au surplus, ne nous devons-nous pas à nous-mêmes d'écrire et d'enseigner ce que nous avons appris quand nous y avons consciencieusement mis tous nos efforts ?

Ne nous décourageons donc jamais et jusqu'au dernier souffle : *Laboremus*.

C'est par ce *Sursum corda* du travail qu'un des maîtres les plus illustres de la médecine française, le professeur J. Rollet, termina son allocution aux membres de la Société de Dermatologie et de Syphiliographie, réunis à Lyon, en août 1894.

« Je me permettrai, dit-il, messieurs, dans ce vieil Hôpital, dans cet ancien palais des Césars, de vous rappeler la devise de Marc-Aurèle : *Laboremus*. »

Noble péroraison d'une grandeur et d'une simplicité antiques, qui réunissait si heureusement, dans une double évocation, le glorieux passé de la célèbre cité gallo-romaine et l'ombre auguste d'un des types les plus accomplis de l'humanité. La mort y ajouta la consécration solennelle qu'elle donne aux dernières paroles. Rollet succomba le jour même où il devait les prononcer.

Digne de ces souvenirs grandioses son nom est maintenant inscrit pour toujours dans les fastes de la ville de Lyon; il rappelle la vertu, l'élévation de pensée, l'autorité morale, la persévérance des stoïciens et du plus fameux de tous, de Marc-Aurèle; il est un honneur impérissable pour le vieux palais des Césars qui est aujourd'hui l'Hôpital de l'Antiquaille.

La mort de Rollet m'affecta douloureusement. Avant de le connaître, j'avais pour lui une profonde sympathie. Elle m'avait été inspirée, dès le début de mes études médicales, par la lecture de ses ouvrages. J'y trouvai un si puissant attrait que l'impression qu'ils m'ont laissée ne s'est jamais effacée. Aussi était-ce en toute sincérité que je lui écrivis, quelques heures avant qu'il nous fût enlevé, qu'il avait toujours été mon véritable maître.

Chose étonnante et qui prouve bien la valeur, la portée et la solidité de son œuvre : Le temps n'a point eu de prise sur elle, Aucun des livres qui la composent n'a vieilli. Aucun surtout n'est tombé dans une de ces décadences irrémédiables qu'entraînent fatalement les erreurs, les négligences, les maladresses de conception ou de forme. C'est qu'il n'y a en eux rien d'équivoque ni de hasardeux. Tout y est imprégné de raison, de logique, d'une érudition impeccable, d'une observation si exacte et si rigoureuse qu'aucun fait n'est venu la démentir. Le style sobre, vigoureux, sévère, concis, se moule exactement sur la pensée, sans jamais s'abandonner à ces plaisanteries, à ces sous-entendus grivois, à cette sorte de bel esprit, vulgaire et grossier quoiqu'il eût la prétention d'être fin, et à ces *concetti* facétieux d'un goût déplorable qui firent tache trop souvent dans le langage de la vénéréologie, même chez les plus renommés.

C'est à l'Hôpital de l'Antiquaille et en fort peu d'années que Rollet accomplit l'œuvre qui le met à un des premiers rangs parmi les créateurs de la syphiliographie moderne.

Il contribua plus que personne à établir définitivement la pluralité des maladies vénériennes et à faire cesser une confusion qui avait été si préjudiciable pour le traitement. Mais un de ses principaux titres scientifiques est d'avoir donné la démonstration complète de la contagiosité des accidents syphilitiques secondaires, et d'en avoir déduit, avec la justesse et la logique que son intelligence droite et lumineuse apportait en toutes choses, les conséquences prophylactiques d'un ordre supérieur. Grâce à lui, l'obscurité qui régnait sur les échanges contagieux entre les nourrices et les nourrissons fut dissipée. D'innombrables contaminations qui s'effectuaient innocemment sur la foi des plus dangereuses doctrines furent prévenues. Et il en fut ainsi pour la vaccination syphilitique, pour la syphilis des verriers, etc.

Ce qu'on a écrit depuis sur toutes ces questions si capitales en hygiène et en prophylaxie procède directement des travaux de Rollet. Il nous rendit la tâche facile, car il alla jusqu'au bout de ses découvertes avec une merveilleuse puissance de logique et de perspicacité.

Contrairement à se qu'on faisait alors, il n'abusa jamais de l'expérimentation ; c'est par l'observation seule et les vues intuitives qu'elle lui suggérait et que fécondait sa claire et robuste intelligence qu'il obtint les résultats que nous admirons.

Devant lui, le chancre de la bouche, le nouveau sphinx, comme il l'appelait, fut forcé de révéler l'énigme qu'on s'épuisait à deviner. Il en fut ainsi du chancre mixte qui déroutait les théoriciens et avait tenu jusqu'alors en échec leurs dogmes exclusifs. A Rollet seul revient le mérite d'avoir découvert la nature de cette troublante lésion, et prouvé les effets singuliers de sa double origine et de sa double transmission virulentes.

Et n'étaient-ce pas aussi d'autres énigmes que ces maladies aux noms bizarres, endémiques ou épidémiques, depuis des siècles, sur différents points du globe ? Rollet en fit une étude complète du plus haut intérêt. Il les analysa, les décrivit, les commenta avec une érudition si pénétrante, un tact de clinicien si fin et si juste, qu'il ne laissa aucun doute sur leur origine syphilitique.

Quelle variété de recherches, de points de vue, d'aperçus ingénieux, à côté de ces grands travaux ! Que d'articles remarquables dans les journaux, dans le grand *Dictionnaire encyclopédique de médecine* et ailleurs, non seulement sur les maladies vénériennes mais aussi sur un grand nombre d'autres sujets !

Ses nombreux mémoires sur la prophylaxie, sur les épidémies, sur les grandes questions d'hygiène sociale et industrielle le désignèrent pour la chaire d'hygiène, lorsque la Faculté de Lyon fut fondée. Il l'a brillamment occupée pendant les dix-sept dernières années de sa vie.

J'avais une si haute estime pour Rollet que je fus profondément touché de l'amitié dont il voulut bien m'honorer, lorsque la communauté de nos travaux me mit en rapport avec lui. Mon affection, ma reconnaissance pour lui égalaient le respect et l'admiration qu'il m'inspirait. En commençant ce volume, une année avant sa mort, j'écrivais sur lui une note qu'il ne devait pas lire. Et aujourd'hui que puis-je faire après l'avoir honoré autant que je l'ai pu durant sa vie? Mettre son nom vénéré sur la première page de ce livre, et par ces dernières lignes rendre un hommage suprême à l'homme, au maître, à l'ami, au grand syphiliographe qui est une des gloires les plus pures de la médecine française et de l'Ecole de Lyon.

CHARLES MAURIAC,

Médecin de l'Hôpital Ricord
(Hôpital du Midi).

Le 12 juillet 1895.

PARIS. — IMP. CHARLES SCHLAEBER, 257, RUE SAINT-HONORÉ.